AF395359

LES MÉTHODES

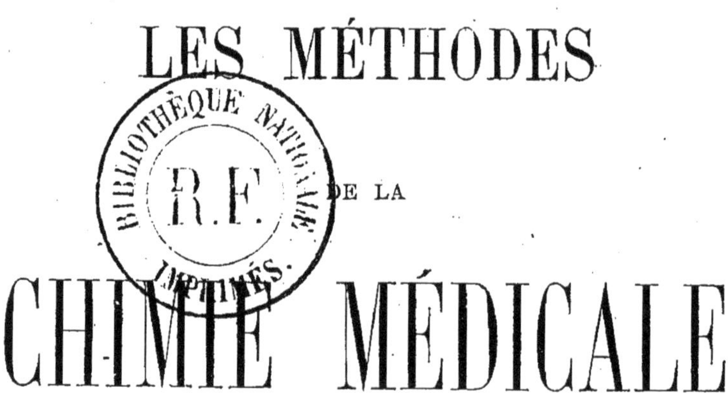

DE LA

CHIMIE MÉDICALE

PAR

Le Dr G. DAREMBERG

Chef des Travaux chimiques au Laboratoire de la Charité

<hr>

PARIS

Aux bureaux du **PROGRÈS MÉDICAL** | Vᵉ A. DELAHAYE et Cⁱᵉ, Libraires-Éditeurs
6, rue des Écoles. | Place de l'Ecole-de-Médecine.

1877

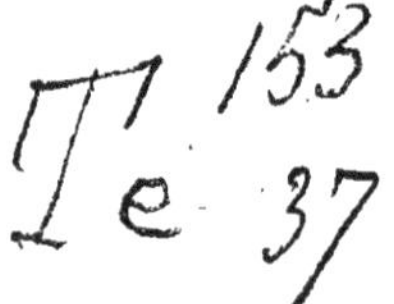

LES MÉTHODES

DE LA

CHIMIE MÉDICALE

Depuis cinquante ans, les applications de la chimie à la clinique ont pris un grand développement. Cette science que l'on appelle encore accessoire dans l'enseignement officiel a conquis une place qui lui permet de dédaigner les attaques injustes qu'on lui a prodiguées. Et cependant ces attaques ne lui ont pas été épargnées par d'éminents représentants de la médecine. Il y a peu d'années encore, Trousseau écrivait dans son introduction à la *Clinique médicale de l'Hôtel-Dieu* : « Que les chimistes gardent par devers eux l'opinion de subordonner, dans un avenir plus ou moins lointain, les lois de la vie à celles de la cornue, j'y consens ; mais jusqu'à nouvel ordre, je veux qu'ils soient modestes et qu'ils ne nous imposent pas leurs espérances pour des vérités acquises. »

Ces lignes montrent que Trousseau connaissait bien peu l'œuvre des chimistes. Il se bat contre des monstres imaginaires et se croit au temps des iatrochimistes, des humeurs âcres, du sang acide et de l'atrabile. Il est certain que l'invasion intempestive de l'alchimie dans la médecine a eu les effets les plus déplorables. Paracelse, Van Helmont, Sylvius de le Boë ont encombré la médecine d'une foule d'idées vagues qui ont retardé pendant longtemps ses progrès. Il n'en pouvait être autrement: l'alchimie n'était qu'un chaos sombre, et en s'immisçant dans la médecine, elle ne pouvait que lui apporter l'obscurité et la nuit. Cette néfaste invasion, comparable à l'intervention tentée immédiatement après par les iatromécaniciens, a rendu pendant longtemps la chimie, la vraie chimie, solidaire des erreurs importées par sa devancière, l'alchimie. Bien avant Trousseau, Sydenham, que ce dernier aimait souvent à prendre pour modèle, écrivait : . « La chimie mérite des louanges, pourvu qu'elle se contienne dans les bornes de la pharmacie » (1) après lui Bordeu tenait le même langage ; Haller lui-même écrivait avec une nuance d'ironie : « *Non ideo analyses utilitate sua destituuntur, dum sapienter noverimus spes nostras recidere, neque plura docere quam a natura discimus* » (2).

Et Haller avait raison. La chimie n'a véritablement rendu des services que lorsque, quittant elle-même le terrain des hypothèses et des systèmes, elle apporta avec Lavoisier et sa brillante école un faisceau nourri de faits et d'expériences utilisables par la médecine. En France, Andral, Lhéritier, Becquerel et Rodier et tant d'autres depuis eux ont emprunté à la chimie une aide puissante pour étudier les phénomènes si complexes qui se passent chez les êtres sains et malades ; quant à la nature essentielle de la vie et de la maladie, elle en abandonne la recherche à la métaphysique. Elle constate des faits, n'en tire que des conclusions immédiates et refuse le concours inutile de ces ailes que Trousseau veut lui donner pour aller rendre visite aux nuages. « Physique, garde-toi de la métaphysique ! » a dit Newton. La chimie n'oublie pas ce précepte ; elle est une science d'observation et d'expérimentation. Les applications à la médecine portent depuis trois quarts de siècle l'empreinte d'une sévère méthode scientifique et ne peuvent plus être qualifiées « d'immixtion maladroite et

---

(1) *Tractatus de hydrope*, 25.
(2) *Elementa physiologiæ*, lib. V., 34.

impertinente » comme le prétendait Trousseau. Nous ne sommes plus au temps où les chimistes allaient par le monde promener leur morgue et leur ignorance, l'une voulant cacher l'autre. Non, personne ne pense plus à jeter à la face des médecins chimistes ces vers que Regnier pouvait écrire au marquis de Cœuvres.

Pourvu qu'on soit morguant, qu'on bride sa moustache
Qu'on frise ses cheveux, qu'on porte un grand panache,
Qu'on parle baragouyn et qu'on suive le vent,
En ce temps du jourd'hui l'on n'est que trop savant (1).

Ou cette boutade que Regnard envoyait aux chimiâtres de son temps dans la bouche du valet Crispin :

Oui, Monsieur, tout le temps de ma vie
J'ai fait profession d'exercer la chimie,
Tel que vous me voyez, il n'est guère de maux
Où je ne sache mettre un remède à propos ;
Fièvre, gravelle, toux, vertige, maux de mère (2).

Aujourd'hui la chimie médicale ne mérite ni cet excès d'honneur ni cette indignité. Chaque jour, elle analyse plus intimement les modifications incessantes de notre organisme et défriche une partie du terrain que les médecins doivent cultiver. Mais pour rendre de véritables services à la science médicale, elle doit recourir à la rigueur et à l'exactitude la plus absolue. L'étude des principes immédiats provenant des corps inorganisés, demande une patience infinie, une délicatesse exquise, et un jugement exercé ; et pour arriver à ce résultat, il ne faut craindre ni le temps, ni la peine. Cependant ces exigences sont bien faibles quand on les compare aux connaissances nécessaires pour entreprendre avec fruit et autorité des recherches sur les corps organisés. Là, nous nous trouvons en présence d'éléments multiples, difficilement séparables, parce qu'on ne peut les isoler à l'aide de cristallisations successives, de substances dont la composition élémentaire est tellement

---

(1) Regnier. *Satire* III.
(2) Regnard. *Les Folies amoureuses*, acte I, scène V.

complexe que nous ne pouvons pas connaître leur origine, leur manière d'être, leurs produits de décomposition. La chimie des êtres vivants est la chimie la plus difficile. A chaque instant on croit marcher sur la terre ferme, et on tombe dans une fondrière que l'on n'avait pas aperçue. Tous les chimistes qui ont fait des travaux médicaux, ont été victimes de ce mirage trompeur. Aussi ne faut-il jamais abandonner un moment les méthodes de la plus stricte exactitude ; sinon nous retomberions en pleine iatrochimie.

Et malheureusement nous sommes forcés d'avouer que ces considérations présentent une certaine actualité. Non pas que la chimie veuille envahir la médecine; mais tandis qu'à la fin du siècle dernier et dans la première moitié du nôtre, les médecins dédaignaient la chimie, nous voyons aujourd'hui un grand nombre de médecins s'embarquer sur le terrain chimique sans un bagage scientifique suffisant. Tant il est vrai que la juste mesure est un oiseau rare. « L'esprit humain, a dit Luther, est comme un homme ivre à cheval ; relevez-le d'un côté, il tombe de l'autre. » On adore ce qu'on avait brûlé, mais cette adoration malencontreuse pourrait bien rendre un mauvais service à la chimie biologique ; rappelons-nous le pavé de l'ours. On veut rendre la chimie aimable, c'est-à-dire la mettre à la portée de tous. Eh bien ! nous sommes fâchés de le dire, mais la chimie clinique ne peut pas être aussi aimable que cela. Elle sera rigoureusement exacte ou elle ne sera pas. On ne peut simplifier outre mesure l'analyse élémentaire et l'étude des modifications organiques.

Du reste, pour donner un corps aux craintes que nous exprimons, nous allons prendre comme exemple la thèse de M. Albert Robin, un des anciens internes les plus distingués des hôpitaux, et qui a même été délégué pendant trois mois comme suppléant du chef des travaux chimiques à la Charité (1). Et si nous choisissons ce travail, c'est qu'au milieu de recherches fort intéressantes et de faits ingénieusement observés, nous retrouvons souvent, dans le

---

(1) *Essai d'urologie clinique.* — *La Fièvre typhoïde*, 1877.

cours de cette remarquable étude, la trace d'une méthode clinique peu précise. Et il est temps d'arrêter cette tendance funeste des médecins à quitter dans les recherches chimiques les traditions de l'observation sévère. Avant de faire bien, on veut faire vite : « Il faut d'abord, dit M. Robin , instituer pour l'urine un mode d'examen simple, facile, à la portée de tous et surtout d'une grande rapidité (1). » C'est là un fâcheux principe ; le temps ne fait rien à l'affaire.

Un savant philosophe a dit élégamment :
Dans tout ce que tu fais, hâte-toi lentement. (2)

Les méthodes par à peu près sont désastreuses ; elles donnent une mauvaise direction à l'esprit, encouragent le travail superficiel, et n'engendrent que le vague et le doute. M. Robin pense qu'il importe de fixer des rapports entre les données exactes de la chimie analytique et certains procédés grossiers, mais rapides et par conséquent cliniques. Et lorsque ces rapports ont été fixés d'une manière empirique, puisque les deux termes du rapport ne sont pas rigoureusement comparables, on abandonne le procédé scientifique. Ainsi, d'après l'auteur, pour être clinicien il faut sacrifier l'exactitude à la rapidité ; les *procédés grossiers*, voilà ce qui est bon pour la clinique. C'est là ce qu'un clinicien distingué ne craint pas d'écrire dans une thèse présentée devant cette école clinique de Paris qui s'est immortalisée depuis un siècle ! Et ce ne serait encore rien, si l'on s'en tenait aux paroles, mais voici les faits qui vont parler.

Après avoir recommandé les procédés de dosage de l'urée et de l'acide phosphorique par la méthode de Lecomte, du chlore par celle de Mohr et de l'acide urique par la précipitation avec l'acide chlorhydrique, procédés qui peuvent tous être adoptés puisqu'on connaît leurs causes d'erreurs, M. Robin, revenant à ses procédés grossiers et

---

(1) P. 9 op. cit.
(2) Regnard. *Folies amoureuses*, acte III, Sc. VIII.

rapides, nous dit qu'au lit du malade ces procédés sont trop longs et trop minutieux. « Mais la difficulté, ajoute-t-il, peut être tournée : que demande la clinique ? Tout simplement de savoir si tel ou tel principe augmente, diminue ou reste stationnaire ;.... sur ce terrain et dans l'état actuel de nos connaissances des différences minimes n'ont qu'une valeur restreinte. » Nous voudrions d'abord savoir ce que M. Robin entend par des *différences minimes*. C'est là une affaire d'appréciation personnelle et nous serions fort aises de savoir jusqu'à quelle limite d'erreur l'auteur permet à la clinique d'atteindre pour savoir si un principe augmente, diminue ou reste stationnaire. Mais ce que nous savons bien, c'est que pour arriver à l'une de ces trois données, les premiers procédés adoptés par M. Robin sont à peine suffisants pour donner des présomptions fondées, sans fournir en aucune façon la certitude absolue. Quelle exactitude vont donc nous fournir les procédés adoptés par M. Robin en dernier ressort, ces procédés qui sont bien bons pour la clinique?

Voyons d'abord l'urée dosée à l'état de nitrate d'urée en versant de l'acide nitrique dans l'urine : « Quant à ce qui concerne l'urée, il résulte de mes analyses que le givre d'urée signalé par M. Gubler, à l'intérieur du verre comme l'indice d'un excès d'urée, ne se produit que lorsqu'il y a dans l'urine plus de 25 grammes d'urée par litre, les paillettes de nitrate d'urée en exigent au moins 45 grammes et pour qu'il y ait production d'un culot, il faut au moins 50 grammes d'urée (1). » Et l'auteur s'empresse d'ajouter en note : « Dans l'appréciation des résultats que fournissent ces procédés rapides, il est indispensable de tenir compte de la quantité d'urine. » Elle doit être bien difficile l'appréciation exacte de ces procédés rapides et grossiers. Elle nous rappelle la manière dont les vieux urologistes analysaient une urine et nous reporte au bon vieux temps où Gérard Dow nous représentait, auprès d'une

---

(1) P. 18, *op. cit.*

femme hydropique, ce patricien qui jugeait les urines en les regardant au jour. Ainsi on nous propose de doser le corps le plus important de l'urologie par la différence qui existe entre le givre, les paillettes et un culot. On pourrait, certes, se dispenser de discuter au point de vue analytique une telle méthode de dosage. Cependant la vérité, à qui Voltaire lançait cette apostrophe,

Pourquoi mets-tu ton palais en un puits (1).

gagne toujours à être prouvée surabondamment. Pour qu'un procédé soit acceptable, il faut qu'il soit toujours comparable à lui-même ; or, celui-là ne l'est pas.

En supposant que ce procédé donne de bons résultats lorsqu'on opère sur une solution d'urée dans l'eau distillée, on ne serait en aucune façon autorisé à l'appliquer à un liquide aussi complexe que l'urine. En effet, nous ne savons nullement si les proportions relatives des différents éléments de l'urine, même les corps cristallisés n'exercent pas une influence notable sur le dépôt plus ou moins complet du nitrate d'urée. Mais ce que nous savons bien, et ce que tous les chimistes savent, c'est que les matières extractives entravent plus ou moins la cristallisation du nitrate d'urée, selon leur proportion dans l'urine. En outre, savez-vous ce que votre acide nitrique précipite avec l'urée ? il faudrait d'abord nous démontrer que votre givre ne contient jamais d'acide urique ; et que votre culot n'en renferme pas.

Et puis nous dites-vous quelle quantité d'acide nitrique, il faut employer pour construire cette échelle d'un nouveau genre, afin de précipiter toute l'urée précipitable et ne pas en dissoudre par un excès de réactif ?

Du reste, voici un fait qui contredit formellement l'exactitude de ce procédé. Après le siége de Paris, M. Laborde publia, dans la Revue clinique des principales maladies observées dans le service de M. Gubler (2), de nombreuses

---

(1) *Pucelle*, ch. XI.
(2) *Gazette hebdomadaire*, 6 octobre 1871.

observations de varioles bénignes chez lesquelles l'acide nitrique méthodiquement employé produisait dans l'urine tantôt une large *pastille*, tantôt un véritable *culot*. D'après M. Robin, ces varioleux, qui ont presque tous été légèrement atteints, auraient eu au moins 50 grammes d'urée par litre. Et cependant nous avons recherché en vain dans les auteurs qui ont étudié l'urologie de la variole des chiffres approchant même de celui de 50 ; ni Becquerel et Rodier, ni Valentiner, ni Vogel, ni Harley ne donnent de chiffres pareils. En consultant les analyses que j'ai faites en 1869, dans le service de M. Hérard au moment de l'épidémie de variole, je ne trouve aucun chiffre atteignant celui-là. Et même si l'urine des varioleux contenait en effet au début 50 grammes d'urée par litre, pour en tirer une conclusion sérieuse, il faudrait démontrer que l'état de dilution de leur urine est toujours le même.

A propos du même sujet je me souviens qu'en 1872 chez M. G. Sée, j'ai eu entre les mains l'urine d'un homme atteint d'obstruction intestinale; cette urine précipitait par l'acide nitrique en une masse de paillettes analogues à des paillettes de cholestérine ; cet homme avait 25 grammes d'urée en 24 heures et dans un litre il aurait eu 100 gram. d'urée, car il n'avait uriné que 250 centimètres cubes d'urine. Pour confirmer le procédé que nous recommande M. Robin, il faudrait que cet homme eût eu un culot au lieu de paillettes.

Après l'urée vient l'acide urique. M. Robin nous recommande de procéder ainsi au lit du malade : Il verse de l'acide nitrique sur les parois du verre contenant l'urine ; à l'état normal, il ne doit se former un diaphragme d'acide urique qu'au bout de 5 à 10 minutes. Quand, après ce temps, on n'aperçoit rien, on peut dire que l'acide urique est diminué; d'autre part, si l'on opère toujours sur les mêmes quantités, on appréciera dans quelle proportion cet acide est augmenté. — Est-ce de la chimie, est-ce de l'alchimie ? non, c'est de la clinique. M. Robin nous avait cependant dit que la clinique devait savoir si un produit augmente, diminue ou reste stationnaire ; il vient de nous dire qu'il constate sa diminution, ce qu'il ne prouve par aucune expérience contradictoire et par aucun raisonnement. Mais comment sait-il si l'acide urique augmente ou reste stationnaire? Je ne pense pas qu'il veuille nous persuader que la hauteur de son diaphragme puisse nous être de quelque utilité à ce sujet. L'acide urique est en très-petite quantité (1 gr. environ) dans l'urine des 24 heures et c'est par des procédés d'une telle grossièreté que l'on veut nous faire connaître ses variations !

Enfin, M. Robin propose de doser les phosphates, les sulfates, la chaux, la magnésie, par la méthode des dépôts à l'aide de la précipitation directe ; M. Robin veut-il nous dire qu'il mesure la hauteur des dépôts obtenus avec les réactifs appropriés? Nous espérons que non, car on arrive ainsi aux résultats les plus fantaisistes.

Voilà donc à quelle méthode urologique on voudrait nous amener. A quel chimiste pourra-t-on faire accepter un procédé qui consiste à doser l'acide urique par la hauteur d'un nuage? Si c'est là la chimie dont a besoin la clinique, il est absolument inutile de créer de magnifiques laboratoires dans les grands hôpitaux. Et si jamais de pareils tendances s'introduisaient dans ces laboratoires, véritables sanctuaires de la science solide et exacte, la chimie biologique serait perdue à tout jamais en France et nous ferions la joie de nos rivaux. Autant revenir alors à l'époque où Albert le Grand donnait ainsi le diagnostic de la virginité : « Urina virginum est clara et lucida, quandoque alba, quandoque glauca. Si vero fuerit aurei coloris, clara et ponderosa, continet animi jucundi signum, id est, appetitum, et hoc est verum in non corruptis. Corruptæ enim mulieres habent animam turpidam, perfracturam pelliculæ præcedentem, et sperma viri apparet in fundo urinae talis mulieris. (1) »

Dans les études de chimie clinique, il ne suffit pas de faire des analyses très-sévères, il faut surtout se servir avec

---

(1) Alberti Magni, *De secretis mulierum*. — *De signis castitatis.*

sagacité des faits que l'on a recueillis. M. Albert Robin a
compris toute l'étendue de cette difficulté et il nous dit
« que pour utiliser les matériaux considérables, mais souvent contradictoires qui ont été accumulés par les savants
de tous les temps, il faut un fil conducteur, en un mot, une
méthode : » La méthode de M. Robin procède à la fois,
dit-il, de la méthode d'observation et de cette méthode
d'expérimentation dont M. Claude Bernard a fait un si
brillant usage. Mais cette assertion ne nous suffit pas, car
nous savons que les programmes ne valent guère que par
la manière dont on les exécute. Voyons la méthode à
l'œuvre.

Or pour utiliser les matériaux contradictoires, M. Robin
étudie indistinctement toutes les urines des malades qu'il
observe, en notant leurs autres symptômes. Les observations recueillies d'après ce principe sont réunies en *dossiers*
afférents à chaque groupe pathologique. Et lorsqu'on trouve
entre un caractère de l'urine et d'autres symptômes un
rapport constant, on regarde ces relations comme autant
d'hypothèses directrices *à posteriori* que l'on contrôle par
de nouvelles observations cliniques. Voilà la méthode de
M. Robin ; c'est celle qu'on pourrait appeler la *méthode
des dossiers*. Et il y a loin de cette méthode au *détermi-
nisme* de M. Claude Bernard. Il ne suffit pas de recueillir
au hasard et d'empiler des faits, il faut savoir les chercher
et les approfondir. Sinon on se livre à un travail bien fati-
gant et peu fructueux. Il est humainement impossible et
absolument inutile d'analyser chaque jour les urines de
tous les malades d'un service et d'autre part il peut être
intéressant d'analyser le sang, la sueur, les matières fécales chez certains d'entre eux. Sans une idée directrice,
on peut laisser échapper des faits très-importants, et les
découvertes que l'on peut faire sont abandonnées à l'im-
prévu. Ce n'est pas que nous voulions livrer les recherches scientifiques aux chances aléatoires de l'hypothèse.
Cependant comme il est utile de prévoir avant de voir,
nous croyons qu'il faut, avant d'entreprendre un travail, se
faire une idée des faits que l'on va trouver. Mais si dans le

cours du travail, on s'aperçoit que l'idée première est inexacte, il faut se hâter de l'abandonner ; quand elle aura rempli son rôle d'excitant à l'investigation, on doit la quitter à temps ; c'est là le propre des vrais expérimentateurs. Jamais le hasard n'a produit les grandes découvertes, il n'est pas assez habile pour une pareille tâche ; il passe toujours à côté.

En suivant la *méthode des dossiers*, préconisée par M. Robin, on donne une place trop considérable à la statistique. « Et la statistique, a dit M. Claude Bernard dont M. A. Robin invoque l'autorité, n'est que l'empirisme généralisé ; elle est déplacée dans les questions vraiment scientifiques : les moyennes entre des résultats contraires, entre des affirmations opposées, ne peuvent avoir ni valeur, ni signification. Il faut tenir compte, sous peine de ne pas comprendre la réalité des choses, des circonstances qui ont changé le sens du phénomène ; il faut savoir se placer dans des conditions identiques et lorsqu'on fait varier la situation, savoir à quel élément doit être attribuée l'influence perturbatrice (1). »

Voilà la vraie méthode d'investigation, et M. Robin ne semble pas s'y astreindre toujours. Ainsi lorsque (p. 92), il nous parle des variations de l'urée dans la fièvre typhoïde, il nous donne les moyennes obtenues dans 17 cas observés par lui. Or, que nous importent les moyennes ? Nous disent-elles quels sont les phénomènes si fréquents et si difficiles à bien considérer, qui ont pu perturber la sécrétion ou l'excrétion de l'urée ? Et est-ce sur une moyenne de 17 cas, ainsi pris en bloc, que l'on pourra établir des considérations de quelque valeur ? *Non numerandœ sed ponderandœ sunt observationes.*

M. Robin nous dit que pour étudier l'urologie clinique, il se sert de la méthode des dossiers ; mais il aurait dû nous avertir qu'il a deux ordres de dossiers : des dossiers cliniques et des dossiers chimiques. En effet dans la note de

---

(1) *Revue scientifique*, 19 octobre 1872.

la page 21 nous lisons ces lignes : « J'ai commencé l'étude chimique des pigments et des chromatogènes de l'urine afin de savoir si la chimie était sur ce point d'accord avec la clinique, mais rien n'est encore terminé. » Eh bien, nous pensons, qu'une étude entreprise avec une pareille méthode ne sera jamais terminée. Comment veut-on en effet que la clinique ne'soit pas d'accord avec la chimie? Si ces deux sciences sont en désaccord, l'une des deux se trompe certainement ; ou plutôt ni l'un ni l'autre ne se trompe ; mais comme ni les chimistes ni les cliniciens ne sont infaillibles, nous pouvons bien admettre qu'ils peuvent commettre une erreur. Et il est trop commode de dire pour se disculper: la clinique et la chimie sont en contradiction. Soyons bons cliniciens et bons chimistes, et alors nous trouverons l'accord parfait.

M. Robin applique cette méthode de la séparation de la chimie et de la clinique à l'étude des colorations de l'urine et, nous devons avouer, qu'il n'en résulte pas une grande clarté. M. Robin nous dit qu'en versant de l'acide nitrique méthodiquement dans une urine on peut voir apparaître une teinte bleue ou une teinte rouge. La teinte bleue est due à la décomposition de l'*Indican* et la teinte rouge à la décomposition de l'*Urohématine*. Il y a donc deux chromatogènes : l'indican, chromatogène du bleu ; l'urohématine, chromatogène du rouge (voyez p. 21). Quand l'urine fermente on voit aussi apparaître les colorations bleues et rouges. Voilà ce qui s'est passé, nous dit M. Robin : l'indican et l'urohématine ont été dédoublés sous l'influence de la fermentation, en indigose et en rouge d'une part, et d'autre part en un corps incolore, l'indiglucine (voyez p. 37). Plus loin, l'auteur revient sur ce sujet et nous dit que dans le catarrhe des voies urinaires, l'indican a fermenté et s'est dédoublé en indigose et en indiglucine ; l'urohématine fermente aussi et donne du rouge. Ainsi voilà, qui est clair, M. Robin nous affirme qu'il y a deux chromatogènes: l'un pour le bleu, l'autre pour le rouge.

Mais il paraît que c'est la clinique qui vient de parler ainsi, et comme le clinicien et le chimiste ne voient pas les couleurs de la même façon, M. Robin nous dit qu'après avoir étudié chimiquement les chromatogènes, il pense qu'il serait possible que les deux chromatogènes de l'urine ne fussent chimiquement qu'une seule et même substance, donnant en se dédoublant tantôt du rouge, tantôt du bleu. M. Robin ne nous dit pas, il est vrai, sur quoi il fonde cette pensée, et comment il veut mettre la clinique en désaccord avec la chimie. Mais nous allons donner à M. Robin chimiste, un argument contre M. Robin clinicien. Quand on soumet à une oxydation faible l'indigose, que l'on appelle aussi indigotine ou indirubine ou même urrhodine, cette substance se transforme en *Isatine*.

Or, l'isatine est un corps rouge qui, en solution, est d'une teinte rouge foncée. Et il est très-possible que, se produisant sous l'influence des acides étendus ou de la fermentation, il donne une coloration rouge à l'urine. De cette façon on peut regarder l'indican comme l'unique chromatogène de l'urine, par suite des deux réactions successives.

$$C^{26} H^{31} AzO^{17} + 2 (H^2O) = C^8 H^5 AzO + 3 (C^6 H^{10} O^6)$$

$$\text{Indican.} \qquad\qquad \text{Indigotine.} \qquad \text{Indiglucine.}$$

Et

$$C^8 H^5 AzO + O = C^8 H^5 AzO^2$$

$$\text{Indigotine.} \qquad\qquad \text{Isatine.}$$

Ce n'est là qu'une hypothèse et il faudrait pour affirmer le fait trouver de l'isatine dans l'urine, et je ne crois pas qu'on l'ait jamais cherchée. Mais, comme cette hypothèse est rationnelle, elle prouve qu'il ne faut pas être aussi affirmatif que l'était tout à l'heure M. Robin, quand il nous disait avec assurance : Voilà ce qui s'est passé; les deux chromatogènes ont été dédoublés. Et nous voudrions que notre hypothèse contribuât à réconcilier M. Robin, chimiste, avec M. Robin, clinicien. En effet, rien ne l'empêchera de penser que, lorsqu'il trouve une coloration rouge de l'urine, il a affaire à une oxydation un peu plus avancée que lorsqu'il trouve du bleu. Et de cette façon il ne sera pas obligé d'admettre un corps nouveau, l'urohématine, que personne n'a jamais isolé et dont l'existence est purement hypothétique.

Mais, du reste, l'auteur ne craint pas d'admettre des corps dont l'existence n'est pas admise par les chimistes. Ainsi, après nous avoir dit (p. 32) que l'hémaphéine et l'inochrome sont des substances identiques, M. Robin étudie les variations de l'hémaphéine dans la fièvre typhoïde (p. 139). Or, personne n'a retrouvé cette substance décrite par Simon, et qui n'était qu'un mélange indéfini. Nous trouvons au moins hasardé de faire servir au diagnostic et au pronostic les variations d'un corps qui n'existe pas. Mais peut-être M. Robin nous objectera-t-il que dans ce chapitre il fait de la clinique et non de la chimie ; et que l'une de ces sciences peut être en désaccord avec l'autre !

Grâce à ce désaccord, à travers les chapitres qui ont trait aux colorations de l'urine, nous ne voyons pas bien clair, au milieu de la multiplicité des teintes qui nous éblouissent et nous aveuglent. Ainsi, l'urohématine (qui n'existe pas) nous donnera une teinte *rose de Chine* quand elle est en proportion normale, et *grenat* ou *rouge hyacinthe* quand elle est augmentée. Le ton d'*acajou vieilli* est caractéristique de l'hémaphéine (qui n'existe pas non plus). Lorsque l'acide nitrique produit des stries d'un grenat très-foncé, noirâtres, et que le fond du verre devient *noir par réflexion* et *grenat noirâtre par transparence*, c'est qu'il y a augmentation considérable d'urohématine, d'hémaphéine et d'indican. Cette technique, ajoute M. Robin (p. 22), est d'une extrême sensibilité et d'une rapidité presque instantanée. Trop d'instantanéité, à notre avis ! Et au milieu des acajous vieillis et des roses de Chine, on ne voit que du noir.

Ce n'est pas avec des méthodes aussi peu précises que l'on peut doser les matières colorantes de l'urine, et nous ne reconnaissons pas une plus grande exactitude aux procédés plus compliqués que nous donne M. Robin dans les pages suivantes. Comment s'y retrouver entre les *rouges brunâtres* et les *bruns rougeâtres*, les *bleus foncés à reflets rougeâtres* et les *rouges brunâtres à reflets violets*, les *jaunes sales* et les *jaunes rougeâtres*.

C'est cependant sur des teintes aussi vagues que M. Robin fonde toute sa méthode de dosage, qu'il juge si un produit augmente, diminue ou reste stationnaire. Nous avouons que nous ne pouvons accorder aucune valeur scientifique à toutes les assertions contenues dans le XIV° chapitre de l'urologie de la fièvre typhoïde. Ce n'est pas en nous montrant des couleurs à l'infini, que l'on arrivera à caractériser en partie une maladie ou la période d'une maladie. Car on ne sait pas à quelles substances sont dues ces colorations. On est obligé de louvoyer au hasard entre les mille teintes du prisme. C'est là de l'empirisme, et de cet empirisme incertain qui n'est qu'une excroissance funeste de l'expérience.

Lorsque M. Robin traite de l'odeur de l'urine, il s'étend à plaisir sur des détails qui n'ont véritablement pas d'importance scientifique. Ainsi, nous dit-il, l'urine qui exhale l'odeur fade du *pain bouilli* contient de l'albumine. L'odeur de *macération anatomique* est un signe de suppuration des voies urinaires. Celle du *moût de raisin* indique une urine sucrée qui commence à se décomposer. Nous nous demandons si c'est là de la chimie. Peut-être M. Robin nous répondra-t-il que c'est de la clinique. Alors il est absolument inutile aux cliniciens d'avoir recours aux chimistes pour faire regarder et sentir leurs urines.

Nous venons de voir que M. Robin sacrifie quelquefois à l'inexactitude dans ses procédés dosimétriques. Aussi nous désirerions savoir comment il dose chacun des éléments urinaires dont il étudie les modifications. Or, il oublie plusieurs fois de nous le dire. Ainsi nous ignorons complétement quelles précautions il prend pour doser les matériaux solides de l'urine. Cette opération est fort délicate; tous les chimistes qui l'ont pratiquée souvent, ont été frappés des résultats discordants qu'ils obtenaient. M. Magnier de la Source a étudié l'an dernier devant la Société chimique, l'étendue de ces variations qui peut être considérable quand on ne se met pas à l'abri des principales causes d'erreur (1).

---

(1) *Bulletin de la Société chimique* ; 5 juin 1876.

Lorsqu'on se contente d'évaporer progressivement l'urine
jusqu'à 110 degrés, une partie de l'urée se décompose en
acide carbonique et ammoniaque. Quelques auteurs avaient
proposé de neutraliser l'urine avec l'hydrate de sodium,
pour empêcher cette décomposition de l'urée dont l'agent
principal serait le phosphate acide de sodium. Mais M. Magnier a démontré que cette précaution était insuffisante et
que l'urée pure disparaît en partie spontanément à 100°.
Lorsqu'on se contente d'évaporer à siccité, on peut avoir une
erreur de 25 0/0. Ce procédé ne donne pas de résultats comparables entre eux ; et pour atteindre ce but, M. Magnier
propose avec raison d'abandonner dans le vide 1 ou 2 gr.
d'urine à l'évaporation spontanée. Après 24 heures, on a un
poids qui ne varie pas pendant 6 jours, en présence de
l'acide sulfurique concentré.

On pourrait aussi se servir d'un autre procédé qui nous
a donné des résultats constants, mais qui est un peu com-
pliqué. On place 5 cent. cubes d'urine avec de l'acide oxa-
lique et du plâtre dans un tube droit, réuni par un tube
coudé à un appareil en U contenant du chlorure de calcium.
De cette façon on fait en même temps deux dosages qui se
contrôlent l'un l'autre : on dose l'eau dans l'appareil à
chlorure de calcium, et les matières solides qui restent
dans le tube droit. On peut chauffer ce tube au bain
d'huile à une température assez élevée sans que l'oxalate
d'ammoniaque formé se décompose. Ce procédé a un avan-
tage ; c'est que le résidu contenu dans le tube droit est
tout préparé pour être mélangé à la chaux sodée afin de
doser l'azote total de l'urine. Les causes d'erreur sont
assez faibles et proviennent pour le dosage des matières
solides de la perte de l'acide carbonique, et pour le dosage
de l'eau de la solubilité de ce même acide carbonique ;
mais comme cette dernière erreur est négligeable, la pesée
du tube à chlorure de calcium donne exactement le poids
de l'eau. En conduisant l'opération avec prudence pendant
une heure, on a des poids qui ne varient plus quand on con-
tinue à chauffer.

Pour la recherche de l'albumine, M. Robin nous recom-

mande un procédé bien incertain, et que nous n'adopterons
jamais, quoiqu'il soit proposé par M. Gubler. D'après l'auteur, l'albumine, dans la plupart des cas de fièvres typhoïdes,
est en assez faible proportion pour que la chaleur et l'acide
nitrique combinés, l'acide phénique, l'acide picrique, etc.,
ne la décèlent pas. Il faut donc, nous dit M. Robin, verser
lentement de l'acide nitrique le long de la paroi du verre
qui contient l'urine, puis regarder par transparence sur
un fond noir ; s'il se produit un diaphragme opalin à limite
inférieure diffuse, mais à bord supérieur nettement séparé
par une couche d'urine transparente d'une légère hostie
d'acide urique, c'est qu'il y a de l'albumine. — La clinique
se contente peut-être d'un pareil examen ; mais la chimie
ne fait pas ses diagnostics par des épaisseurs d'hostie.
Dans un liquide aussi complexe que l'urine, est-il sage
d'affirmer qu'au second étage vous avez de l'acide urique
et au premier de l'albumine ; savez-vous si vos paillettes
ou votre givre de nitrate d'urée ne peuvent pas vous in-
duire en erreur, et pouvez-vous affirmer que tout votre
acide urique va monter à la partie supérieure du vase
comme les grenouilles barométriques quand le temps
change ? Et même, en dehors de ces objections, vous n'avez
aucun droit d'affirmer la présence de l'albumine. L'albumine a des caractères précis en quelque faible proportion qu'on la trouve. Sans ces caractères, il n'y a pas
d'albumine vraie. M. A. Robin semble avoir prévu cette
observation, car, à la page 106, il nous dit qu'il n'est pas
éloigné d'admettre que l'albumine urinaire trouvée au début
de la fièvre typhoïde, doit être rapprochée du groupe des
albuminoses. Or qui dit albuminose, dit peptone, et les pepto-
nes ont un certain nombre de caractères communs indiscu-
tables. Entre autres, ils ne précipitent ni par la chaleur ni
par l'acide nitrique ; il est donc impossible que le trouble
produit par le procédé signalé plus haut soit causé par
une albuminose. Tout au plus, si on obtient par l'acide
nitrique un précipité que l'on ne fait plus naître par la
chaleur, pourra-t-on dire que l'on est en présence d'un
albuminate alcalin

M. Robin adopte quelquefois sans discussion les hypothèses les plus hasardées. Ainsi en étudiant l'origine de l'indican, il adopte l'opinion de M. Gubler, qui est la suivante : « l'indican est de l'albumine à peine brûlée, dont le carbone serait presque intact, mais qui aurait toutefois fixé sur son hydrogène assez d'oxygène pour devenir dyalisable » (p. 33). On ne viendra plus nous dire, que c'est là de la clinique, c'est de la chimie et de la chimie transcendante par excellence. Mais elle me semble avoir des vues si élevées, qu'elle se perd dans les nues. Pour faire de semblables rapprochements, il faudrait connaître la constitution et les rapports moléculaires des éléments qui composent l'albumine et l'indican. Or, nous n'en savons absolument rien ; on peut tout au plus prévoir après les beaux travaux de M. Schutzenberger que les albumines rentrent dans la classe des imides ; mais c'est là une pure hypothèse ; et quant à l'indican, on ne sait rien sur sa nature. Aussi les rapprochements entre l'indican et l'albumine sont livrés à la fantaisie la plus grande. En outre, si l'on compare la composition centésimale de l'albumine et celle de l'indican, on voit qu'elles ne permettent en aucune façon d'accepter l'hypothèse adoptée par M. Robin. Il suffit de comparer les deux formules :

$$\text{Indican, } C^{26} H^{31} AzO^{17}.$$
$$\text{Albumine, } C^{72} H^{112} Az^{18} SO^{22}.$$

Nous ne voulons certes pas chasser les hypothèses de la science. « Nul ne peut échapper aux hypothèses, disait Axenfeld dans sa leçon d'ouverture, l'essentiel est d'en avoir de bonnes. Or, elles sont bonnes, elles sont excellentes même, quand elles remplissent cette double condition, de partir de l'observation et d'y ramener. » Nous retrouvons dans ces sages paroles la vraie méthode expérimentale, celle de M. Claude Bernard, méthode qui repousse bien loin les conjectures sans fondement.

Au XVIIe siècle, le célèbre chimiste Boyle, reprochait aux médecins de mêler la chimie à leurs vagues rêveries. Serions-nous, par hasard, destinés à rétrograder de deux siècles ?

Nous doutons qu'avec des procédés si peu exacts, et avec une méthode de raisonnement aussi aventureuse, on puisse créer pour les maladies des syndrômes urologiques simples et précis. Ceux que M. Robin nous donne sont très-compliqués et nous ne voyons guère quels services immédiats ils peuvent rendre à la clinique qui a à sa disposition des moyens d'investigation beaucoup plus simples et beaucoup plus sûrs. Il faudrait, pour suivre le programme urologique de M. Robin, se donner beaucoup de peine pour obtenir des résultats peu utiles. En ce qui concerne la fièvre typhoïde, il est bien difficile d'arriver à une grande précision à cause des perturbations incessantes qui compliquent la maladie et nécessitent des divisions et des sous-divisions à l'infini. En outre, l'état actuel de la science ne permet aucune certitude à ce sujet, car, pour avoir un miroir exact de la nutrition, il ne suffit pas d'analyser les urines, il faudrait le plus souvent analyser les sueurs, les matières fécales, les autres liquides pathologiques et même les gaz de la respiration.

Avant tout, dans cet ordre de recherches, il importe de connaître parfaitement les procédés analytiques et les réactions des différents corps. On n'acquiert ces connaissances que par un séjour assidu dans les laboratoires, et une étude incessante des mémoires scientifiques. Sinon, on ne fera jamais de vrais travaux originaux. Un critique délicat, Ximenès Doudan, a dit avec juste raison : « Il n'y a de véritable originalité en tout que sous les dernières couches de l'érudition ». Pour bien prévoir, pour bien voir, il faut bien savoir.

Ce n'est pas à dire qu'il n'y ait pas de nombreux chapitres utiles à retenir dans la thèse de M. A. Robin. Bien au contraire, le travail dont nous venons de parler est l'œuvre d'un travailleur distingué. L'ensemble des matériaux qu'il contient sera apprécié par les médecins. Et c'est justement parce que nous avons vu avec regret quelques taches obscurcir ce tableau, que nous avons cru devoir les signaler. Nous avons relevé les passages qui nous ont semblé renfermer la trace d'une méthode dangereuse à notre avis, afin d'empêcher qu'elle ne se propage, grâce à l'autorité du nom de l'auteur.

VERSAILLES. — IMPRIMERIE CERF ET FILS, 59, RUE DUPLESSIS.

14

9 782019 239664